MANUAL SOBRE DOENÇAS NEUROMUSCULARES EM IDADE PEDIÁTRICA

DOENTES E CUIDADORES

MANUAL SOBRE DOENÇAS NEUROMUSCULARES EM IDADE PEDIÁTRICA

DOENTES E CUIDADORES

Heloísa G. Santos | Isabel Fineza | João Carlos Winck | José Corte Real | Luana Souto Barros | Luís Negrão | Manuela Santos | Margarida Branco | Maria Alice Lopes | Maria Helena Estêvão | Miguel R. Gonçalves | Sílvia Alvares | Sofia Loureiro | Teresa Mirco | Teresa Moreno | Teresinha Evangelista

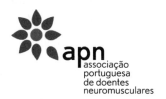

MANUAL SOBRE DOENÇAS NEUROMUSCULARES
EM IDADE PEDIÁTRICA
Doentes e Cuidadores

AUTORES

Heloísa G. Santos | Isabel Fineza | João Carlos Winck | José Corte Real | Luana Souto Barros | Luís Negrão | Manuela Santos | Margarida Branco | Maria Alice Lopes | Maria Helena Estêvão | Miguel R. Gonçalves | Sílvia Alvares | Sofia Loureiro | Teresa Mirco | Teresa Moreno | Teresinha Evangelista

ORGANIZAÇÃO

ASSOCIAÇÃO PORTUGUESA
DE DOENTES NEUROMUSCULARES
Rua das Cruzes, 580
4100-191 Porto
Tel.: 22 610 62 02
www.apn.pt
info@apn.pt

DISTRIBUIDORA

EDIÇÕES ALMEDINA. SA
Av. Fernão Magalhães, n.º 584, 5.º Andar
3000-174 Coimbra
Tel.: 239 851 904
Fax: 239 851 901
www.almedina.net
editora@almedina.net

DESIGN DE CAPA

FBA

PRÉ-IMPRESSÃO | IMPRESSÃO | ACABAMENTO

G.C. GRÁFICA DE COIMBRA, LDA.
Palheira – Assafarge
3001-453 Coimbra
producao@graficadecoimbra.pt

Novembro, 2010

DEPÓSITO LEGAL

320279/10

Os dados e as opiniões inseridos na presente publicação
são da exclusiva responsabilidade do(s) seu(s) autor(es).

Toda a reprodução desta obra, por fotocópia ou outro qualquer
processo, sem prévia autorização escrita do Editor, é ilícita
e passível de procedimento judicial contra o infractor.

Biblioteca Nacional de Portugal – Catalogação na Publicação

ASSOCIAÇÃO PORTUGUESA DE DOENTES NEUROMUSCULARES

Manual sobre doenças neuromusculares em idade pediátrica:
doentes e cuidadores
ISBN 978-972-40-4423-1

CDU   616

ÍNDICE

Nota Introdutória 7

Apresentação 9

Capítulo I – **O que são doenças neuromusculares?**
Teresa Moreno 11

Capítulo II – **O que é uma doença genética?**
Heloísa G. Santos 15

Capítulo III – **Como se manifestam?**
Manuela Santos 21

Capítulo IV – **Tem tratamento? Fisioterapia/ Ajudas técnicas**
Teresa Mirco e José Corte Real 23

Capítulo V – **O coração nas doenças neuromusculares**
Sílvia Alvares 33

Capítulo VI – **Problemas respiratórios na criança com doença neuromuscular**
Maria Helena Estêvão 37

Capítulo VII – **Aspectos Psicológicos na Doença Neuromuscular**
Maria Alice Lopes, Margarida Branco, Sofia Loureiro 45

Anexo I
Legislação útil 51

NOTA INTRODUTÓRIA

Esta produção é resultado de um Projecto da APN – Associação Portuguesa de Doentes Neuromusculares, aprovado e co-financiado pela Direcção-Geral da Saúde, no âmbito dos apoios financeiros a entidades privadas com fins de saúde, que visam a promoção e o desenvolvimento de acções e projectos nos domínios da promoção da saúde, da prevenção e tratamento da doença, da reabilitação, da redução de danos e da reinserção.

Este projecto contemplou a produção de dois manuais: um direccionado para os técnicos e profissionais de saúde, outro direccionado para doentes, cuidadores e familiares.

Os temas a abordar, o esboço dos respectivos índices e os convites aos Autores foram da responsabilidade do Conselho Científico da APN.

Os objectivos deste projecto assentam na percepção de que, ao dotar de informações relevantes a todos quantos directa ou indirectamente estão envolvidos na problemática das doenças neuromusculares, nomeadamente doentes, familiares, profissionais de saúde e comunidade em geral, estamos a contribuir para minimizar o grande sofrimento causado por estas doenças neurodegenerativas e a contribuir significativamente para a melhoria da qualidade de vida dos doentes e seus familiares.

A todos os Autores que aceitaram este grande desafio de produzir informação, numa área tão árida de conteúdos, queremos deixar aqui expressa a nossa gratidão, em nome de todos os doentes deste país.

APRESENTAÇÃO

Caras Famílias

É com muita alegria que a APN – Associação Portuguesa de Doentes Neuromusculares – apresenta esta edição do Manual sobre patologias neuromusculares, especialmente dirigido a doentes e famílias. Este Manual é o primeiro documento de referência realizado integralmente por especialistas que acompanham doentes neuromusculares no seu dia a dia e destina-se a ajudar os doentes e familiares a compreender ou a reforçar a informação que vão recebendo dos profissionais da área da saúde.

Ele assume uma grande importância para nós, pois vem colmatar uma lacuna há muito tempo identificada e sentida por esta associação – a necessidade de documentação e de informação sobre a problemática que envolve as doenças neuromusculares. Frequentemente somos confrontados com pedidos de informação de familiares, cuidadores e doentes, mas também de técnicos de saúde das mais variadas áreas e sentimo-nos de mãos vazias... Importa referir que não existe em Portugal nenhum Manual sobre esta matéria. (As brochuras que a APN traduziu e publicou em 1999 já estão esgotadas, encontrando-se apenas disponíveis no nosso site.)

Importa, no entanto, referir que, se, por um lado, é positiva a possibilidade de aceder ao máximo de informação sobre a doença e saber quais as possíveis complicações que podem advir, por outro lado, corre-se o risco de passar a ter uma vida angustiada, esmagada pela informação, a "sofrer antecipadamente" com cenários que podem nunca chegar a ocorrer. Face a esta dualidade, no entanto, preferimos correr o risco e divulgar informação, a ficarmos na ignorância.

Todos sabemos que as doenças são muitas e variadas e que cada caso é um caso. Não podemos generalizar. Compete a cada um saber gerir esta informação e procurar esclarecer as dúvidas junto dos profissionais de saúde que acompanham e conhecem os doentes.

Estar informado ajuda a viver melhor.

MARIA DA ASSUNÇÃO BESSA
Presidente da Direcção da APN

CAPITULO I
O QUE SÃO AS DOENÇAS NEUROMUSCULARES?

TERESA MORENO
Neuropediatra, responsável pela Consulta
de Neuromusculares do Hospital de St.ª Maria

As doenças neuromusculares são doenças na sua maioria genéticas, que atingem o músculo, o corno anterior da espinal medula (ex. atrofias espinais), a junção neuro muscular (ex miastenias) ou o nervo periférico (neuropatias).

1. Surgem sempre ao nascer?

Não, embora genéticas, a maioria manifesta-se de modo progressivo ao longo da infância e adolescência e caracterizam-se, no global, por falta de força (fraqueza). Existem ainda formas de início na idade adulta.

2. Existe apenas um tipo?

Nas doenças musculares, existem vários tipos diferentes, a maioria das quais se podem enquadrar em dois grandes grupos: as distrofias musculares e as miopatias congénitas.

3. O que é uma distrofia muscular?

As distrofias musculares caracterizam-se por afectar a estabilidade da parede da fibra muscular (normalmente por deficiência de uma das suas proteínas). Assim, cada movimento que o músculo faz, vai provocar a ruptura da fibra muscular e a sua morte.

Assim, mesmo aparentando ser normal nos primeiros anos, progressivamente, com o uso diário, as fibras vão morrendo e a criança vai ficando mais fraca. Nestas doenças, o músculo vai sofrendo um processo inflamatório e sendo substituído por gordura e outros materiais (processo distrófico).

4. São muito frequentes?

Sim, cerca de 1/3000 crianças nascem com uma distrofia muscular. A mais frequente e mais grave atinge apenas os rapazes e é conhecida como Distrofia Muscular de Duchenne. Mas existem muito outros tipos de distrofias musculares que atingem ambos os sexos, como as distrofias musculares das cinturas. Também muito frequentes são a fascio-escapulo-humeral, a distrofia miotónica.

Existem ainda formas que se manifestam ao nascer, já com um grau avançado de destruição muscular e complicações, como rigidez e deformações articulares, dificuldade respiratórias e alimentares, que constituem o grupo das **distrofias musculares congénitas.**

5. E as miopatias congénitas?

As Miopatias Congénitas, são diferentes, porque nestas doenças, não existem destruição muscular. As fibras são diferentes na sua arquitectura interna, o que as torna menos fortes e eficientes na contracção. Os músculos são fracos mas não são progressivos.

6. Então não agravam?

A doença em si não, mas à medida que o corpo cresce e se torna mais pesado (por exemplo os membros mais compridos) a força, que é pouca, não consegue acompanhar o esforço que lhe é pedido. Assim a doença parece agravar-se nas alturas do crescimento, como a idade escolar e a adolescência.

7. E as atrofias espinais?

Estas atingem o corpo do nervo que comanda o músculo, que está situado na parte anterior da espinal medula. Igualmente genéticas, estas células começam a morrer de forma progressiva, o que leva a uma atrofia e a uma paralisia muscular progressiva.

8. São sempre iguais?

Não. Dividem-se em 3 tipos habitualmente. As que se iniciam logo nos primeiros meses de vida, e em que os bebés nunca conseguem segurar a cabeça, que são conhecidas por doença de Werdnig – Hofmann ou tipo 1, as formas em que nunca se chegam a sentar – ou tipo 2 e formas em que se adquire a marcha, mas que se perde progressivamente – tipo 3 (doença de Kugelberg-welander). Este tipo é muito variável em gravidade, desde crianças que perdem a marcha poucas semanas após a adquirem e outras que andam até ao final da primeira década. Existem ainda formas que surgem já na idade adulta – tipo 4.

9. Como são as Miastenias?

As miastenias são doenças em que há uma perturbação na ligação entre a terminação nervosa e o músculo. Esta ligação é feita por substâncias químicas que são libertadas no espaço entre estas estruturas e vão estimular receptores numa região do músculo, que se chama placa motora.

10. Também são genéticas?

Podem ser, por deficiência na produção das substâncias ou nos receptores, mas as mais frequentes são adquiridas.

11. Infecciosas?

Não. Fazem parte de um grupo de doenças chamadas autoimunes, em que o nosso próprio corpo produz anticorpos contra os receptores e os bloqueia, impedindo a transmissão do estímulo.

Normalmente existe uma variabilidade dos sintomas, agravando-se ao longo do dia, quando a pessoa está mais cansada e na doença. Podem atingir apenas os olhos e a face, mas por vezes evoluem para todo o corpo, pondo em risco a respiração e a sobrevida.

12. Finalmente as neuropatias

São as mais insidiosas e discretas nas fases iniciais.

Quando surgem na infância, provocam apenas quedas frequentes, desiquilíbrio e progressivamente deformação dos pés (cavos ou planos). Progressivamente as pernas, pés e mais tarde as mãos atrofiam, perdem a força e deformam as articulações.

13. Existe apenas um tipo?

Não. Existem dezenas de tipos e gravidades diferentes, sendo muito difíceis de as separar clinicamente.

A forma de transmissão genética, a existência ou não de alterações da sensibilidade e outras alterações associadas (como alterações visuais, surdez, rouquidão e muitas outras), são pistas importantes para as separar.

Outro dado crucial é a velocidade de condução nervosa e outros dados obteníveis por electromiograma.

CAPÍTULO II
O QUE É UMA DOENÇA GENÉTICA?
HELOÍSA G. SANTOS
Geneticista Médica, Consultora de Genética
da Direcção Geral da Saúde

É determinante a contribuição dos genes no desenvolvimento, fisiológico e patológico, do Homem e restantes seres vivos. Sabemos hoje que são os genes que nos modelam, embora a sua acção seja sempre complementada pelas acções externas ambientais, cuja influência sofremos ao longo da vida desde o período pré-natal ao envelhecimento.

1. O que são Genes?

Os **Genes** são as unidades de transmissão das nossas características genéticas, normais ou causadoras de doenças. Têm, entre outros, um papel fundamental na produção das proteínas. Cada gene é constituído por um segmento de **ADN** (ácido desoxirribonucleico, ou, em língua inglesa, DNA). O ADN, com a sua estrutura em dupla hélice, é perfeito para a sua função pela capacidade de separação em duas cadeias complementares que, posteriormente, se voltam isoladamente a reconstituir nas células filhas. Ao conjunto dos nossos genes e do material que os acompanha chamamos **Genoma**. Nós temos no nosso genoma aproximadamente **25.000 genes.** As alterações transmissíveis dos genes causadoras de Doenças Genéticas denominam-se **Mutações**. Estas modificações no ADN podem ser herdadas dos pais ou surgirem pela primeira vez no doente (**Nova Mutação**).

2. Onde estão os nossos genes?

Os genes estão localizados em cada uma das nossas células nuns corpúsculos chamados cromossomas. Os cromossomas encontram-se no interior do **núcleo das células**. Contudo, existem também alguns genes no citoplasma que estão localizados noutros corpúsculos responsáveis pela energia celular e são denominados mitocondrias. As suas alterações são causadoras das chamadas Doenças Mitocondriais, doenças muito raras nas quais estão incluídas algumas Miopatias.

3. O que é um cromossoma?

Os **Cromossomas** são os corpúsculos, localizados no núcleo das células, que contêm os nossos genes e existem em número constante em cada espécie. O homem tem, em cada célula, 46 cromossomas, salvo nos gâmetas, espermatozóide e óvulo, onde existem apenas 23. Assim, os nossos filhos só recebem metade do nosso material genético. Os cromossomas subdividem-se ainda em **autossomas** e **cromossomas sexuais**. Os autossomas são idênticos no homem e na mulher e, como recebemos um de cada progenitor, possuímos uma dupla dose de cada gene. Os **cromossomas sexuais são, porém, diferentes no homem e na mulher**. A mulher possui dois cromossomas X e o homem tem um cromossoma X e um Y. Estas características permitem-nos perceber que doenças com mutações no X tenham manifestações clínicas diferentes em ambos os sexos. É o que se verifica na Distrofia Muscular de Duchenne e de Becker, porque são consequência de mutações num dos cromossomas X.

4. Que são Doenças Genéticas?

As chamadas **Doenças Comuns, Complexas ou Multifactorais** são consequência de dois mecanismos – das características dos genes, recebidos dos nossos pais, que nos conferem uma maior ou menor predisposição para cada doença e das indispensáveis acções externas que actuam como causas desencadeantes das mesmas. São doenças apenas **parcialmente de causa genética**. Através deste duplo mecanismo, surgem, entre tantas outras, as patologias alérgicas, a Diabetes tipo 2 e as formas comuns de Obesidade, de doenças cardiovasculares, de cancros e de muitas doenças psiquiátricas.

Contudo, quando afirmamos estar em presença de uma **Doença Genética** estamos habitualmente a referir-nos às raras doenças que são desencadeadas apenas por alterações genéticas e estas são as únicas responsáveis pelo aparecimento da respectiva patologia. Essas alterações subdividem-se em **Anomalias Cromossómicas** e **Doenças Mendelianas**.

As **Anomalias Cromossómicas** podem ser visíveis directamente através do microscópio, no qual podemos identificar alterações do número, dimensões ou posição dos cromossomas. As anomalias cromossómicas não são responsáveis por Doenças Neuromusculares isoladas.

As alterações devidas apenas à existência de mutações patológicas dos genes, é que são as responsáveis pelas chamadas **Doenças Monogénicas**. O seu modo de transmissão, compatível com as Leis de Mendel, leva a que sejam também conhecidas como **Doenças Mendelianas**. A quase totalidade das Doenças Neuromusculares tem este tipo de transmissão.

5. Tipos de Doenças Monogénicas

As doenças com hereditariedade mendeliana podem ser diferentes de acordo com o cromossoma em que se encontram (**autossomas ou cromossoma X**), com as funções do gene afectado ou com o tipo de mutação. Muitas doenças neurológicas, com quadro clínico semelhante, podem ser consequência de vários mecanismos genéticos e apresentarem, em diversos doentes, mutações em vários genes e, até, múltiplas formas de transmissão hereditária. Apenas a história familiar e adequados estudos moleculares nos permitem muitas vezes fazer a destrinça. Esta **heterogeneidade genética** é uma característica importante a considerar no diagnóstico de muitas situações neurológicas como, por exemplo, nas Distrofias Musculares e Miopatias.

Estamos em presença de **Doenças Dominantes** quando a mutação num só gene é suficientemente grave para provocar doença, incluindo em pessoas que possuem, no outro cromossoma do mesmo par, outro gene (**alelo**) normal. Quando a doença é compatível com uma vida longa e não afecta a reprodução a transmissão da mesma faz-se de pais para filhos (hereditariedade vertical). Nas situações em que há impedimento da reprodução, as doenças aparecem apenas como consequência de novas mutações e, nas famílias, encontram-se apenas casos esporádicos.

Nas **Doenças Autossómicas Recessivas**, é habitual os pais do doente serem normais mas portadores de um gene alterado (heterozigotos). Contudo, podem existir, ou virem a surgir, outros irmãos afectados (transmissão horizontal). Neste tipo de hereditariedade a consanguinidade, ou seja a existência de ascendentes familiares comuns entre os pais do doente, é frequente e justifica a presença, em ambos os progenitores, da mesma alteração genética, frequentemente muito rara na população em geral. Os vários tipos de Atrofia Muscular espinhal, entre outras situações, têm este tipo de transmissão genética.

Nas **Doenças ligadas ao cromossoma X,** as **Mulheres Portadoras** são saudáveis ou apresentam poucos sintomas da doença, por possuírem outro cromossoma X com o gene normal. Podem transmitir aos filhos, ou o cromossoma normal ou o cromossoma com a mutação. Nesta última alternativa, surgem filhos doentes ou filhas também portadoras.

6. Como se diagnosticam as doenças Neuromusculares?

As doenças neuro-musculares são frequentemente diagnosticadas pelos vários médicos especialistas (neurologistas, pediatras, geneticistas clínicos, clínicos gerais, etc.), muitas vezes em equipa. Uma consulta com uma cuidada história clínica, incluindo antecedentes familiares e pessoais do doente, e, ainda, cuidadosa observação clínica é, ainda hoje, a indispensável base de qualquer diagnóstico. Os meios complementares de diagnóstico, incluindo alguns de grande especificidade (biopsia muscular, exames imuno -histoquímicos, neuro-radiológicos, EMG, estudos metabólicos. etc.) são instrumentos que não podem ser sonegados nos dias de hoje. De forma crescente, porque a identificação e características dos genes patológicos tem aumentado de forma explosiva nos últimos anos, o contributo dos **Testes Genéticos Moleculares** no diagnóstico preciso deste tipo de patologias e apoio ao diagnóstico pré-natal é hoje, felizmente, e com a comparticipação do Estado, uma realidade no nosso país. Prevê-se que, nos próximos anos este exame se tornará também indispensável para a escolha das melhores condutas terapêuticas.

7. Para que serve o Aconselhamento Genético e as Consultas de Genética?

As doenças genéticas têm algumas características adversas que dificultam a sua compreensão e apoio. São doenças raras que podem repetir-se na mesma família e que, infelizmente, não têm, na sua maioria, cura mas, apenas tratamento sintomático. Para que os doentes e familiares se adaptem da melhor maneira a cada situação, está há muito comprovado o benefício de uma informação objectiva sobre as causas da doença, o seu modo de transmissão, e as formas de lidar com os vários aspectos da doença, incluindo a discussão dos riscos de repetição para doentes e familiares. Aquando da reprodução, quando existente, deve ser dada toda a informação sobre as formas e detalhes de diagnóstico pré-natal. Também o apoio às decisões tomadas, após a referida informação detalhada, faz parte dos objectivos definidos para este tipo de consultas. Este tipo de prática de informação e apoio não tutelado às Doenças Genéticas, é designado por **Aconselhamento Genético**. Embora o Aconselhamento Genético deva fazer parte do acto médico das restantes consultas de especialidade, é benéfico para doentes e familiares que, dada a sua complexidade e necessidade de continuidade, este apoio seja posteriormente realizado em **Consultas de Genética**, especialmente criadas para o efeito e realizadas em Portugal por especialistas de Genética Médica.

Complementarmente, nas situações sem diagnóstico bem definido, os geneticistas clínicos presentes nestas consultas, em colaboração com os outros médicos especialistas, dão ainda o seu contributo na identificação diagnóstica de cada situação, até porque um diagnóstico preciso é indispensável para a realização do referido aconselhamento genético.

Quando adequado, o apoio na realização e, por vezes difícil, interpretação dos exames moleculares, é outra actividade incluída nas Consultas de Genética.

Em Portugal, todos os doentes com doenças genéticas e seus familiares em risco, têm direito a, se assim o entenderem, ser orientados para uma Consulta de Genética.

8. Diagnóstico Pré-Natal

O diagnóstico pré-natal não invasivo (Ecográfico) é hoje realizado por rotina em todas as grávidas e permite avaliar o desenvolvimento do feto e a detecção de anomalias. Também a realização de estudo cromossómico, através de amniocentese, é habitual, em mulheres a partir dos 35 anos ou após o achado duma anomalia ecográfica e/ou alterações de marcadores bioquímicos que nos levem a suspeitar de anomalia cromossómica. Contudo, estes exames, de rastreio alargado mais dirigido à detecção de outras patologias mais frequentes, raramente identificam uma Doença Neuromuscular no feto em famílias saudáveis. Exceptuam-se algumas situações como, por exemplo, a possível identificação de doenças que têm, no período fetal, anomalias associadas ou diminuição dos movimentos fetais.

A identificação no feto de mutações previamente identificadas noutros membros da família ou de anomalias cardíacas, cerebrais ou outras relacionadas com a patologia neurológica, tem, porém, assumido uma importância crescente nos últimos anos.

Também a utilização do método **Pré-implantação,** que permite a implantação no útero materno dum ovo sem mutações (fecundado e identificado previamente *in vitro*), tem ultimamente aumentado devido à melhoria da acessibilidade, das condições técnicas e ainda à redução do seu bastante elevado custo e taxa de insucesso.

É porém de salientar que, em Portugal e nos restantes países, existem muitas doenças Neuromusculares que, não têm Diagnóstico Pré-Natal e nas quais o risco teórico de repetição é a única informação que poderemos oferecer aos doentes e familiares. É esse o caso de todas aquelas que, sendo situações progressivas, não têm alterações da mobilidade fetal ou defeitos congénitos e nas quais ainda não foi identificado o gene (ou os genes) mutado(s).

CAPITULO III
COMO SE MANIFESTAM?

Manuela Santos
Neuropediatra, responsável pela Consulta de Neuromusculares
do Hospital Maria Pia – Centro Hospitalar do Porto

1. Como se manifestam as doenças neuromusculares?

As doenças neuromusculares são um grupo heterogéneo de doenças, que têm em comum a fraqueza dos músculos. As manifestações são diferentes em cada doente e dependem das zonas mais afectadas pela doença. Podem manifestar-se por fraqueza a nível das coxas levando à dificuldade em subir e descer, ou mesmo andar, correr. Se os músculos dos ombros estiverem fracos, é notada dificuldade em elevar os braços. Outros notam uma fraqueza a nível dos pés com dificuldade em levantar a ponta dos pés quando andam. Mas não são só os músculos dos braços ou das pernas que podem estar alterados – alguns doentes notam uma fraqueza nos músculos da face, na mastigação, no engolir, na fala, ou mesmo no abrir e fechar os olhos. Quando os músculos da coluna estão fracos podem surgir desvio da coluna (escolioses) ou mesmo a dificuldade em segurar o pescoço. Se os músculos da respiração estiverem fracos surge a dificuldade em respirar. Alguns doentes têm doenças que se caracterizam por um cansaço exagerado após o esforço, chegando a cair após uns metros de caminhada. Outros doentes têm uma grande dificuldade em relaxar os músculos depois de executarem movimentos, por exemplo ficam com as "mãos" presas após apertar objectos.

2. E nas crianças, os sintomas podem ser diferentes?

Nas crianças os sintomas podem ser diferentes. Nos casos em que a fraqueza é muito precoce, é a mãe que nota que a criança se mexe pouco durante a gravidez. Por vezes, quando nascem, têm problemas nas articulações que são pouco móveis, são muito "molinhos" ou têm dificuldade em engolir, ou respirar e por vezes necessitam de sondas para serem alimentados ou de apoio de ventiladores para respirar. Noutras crianças a situação é diferente – nascem bem mas o seu desenvolvimento não é normal – não se sentam, não andam ou não correm na idade usual.

3. Podem existir outros sintomas para além da fraqueza?

Sim, podem. Algumas doenças neuromusculares associam-se a outros sintomas que vão desde sintomas do sistema nervoso central como défice cognitivo (atraso mental) até sintomas gerais como doenças endócrinas, por exemplo diabetes, alterações na função da tiróide, entre outras. Outros doentes têm uma doença que atinge tanto os nervos motores como os sensitivos – as neuropatias sensitivo motoras. Nestes doentes, para além da fraqueza, existem alterações da sensibilidade – são doentes que têm, por exemplo, dificuldade em perceber a posição do seu corpo quando estão de pé e desequilibram-se facilmente; para além disso, sentem menos a dor, sendo frequente o aparecimento de lesões nos pés, como as chamadas "bolhas" ou mesmo feridas.

CAPITULO IV

TEM TRATAMENTO?
FISIOTERAPIA/AJUDAS TÉCNICAS

TERESA MIRCO e JOSÉ CORTE REAL
Fisiatra do Hospital de Santa Maria
Fisioterapeuta do Hospital Pediátrico de Coimbra

As Doenças Neuromusculares são doenças que atingem o corno anterior da medula, os nervos, a junção neuromuscular e os múscu-los. Consoante o local atingido assim o quadro clínico desenvolvido.

São doenças com carácter progressivo e que têm em comum a falta de força muscular, traduzida num atingimento da função motora: andar, respirar, estar de pé, e todas as outras actividades que se fazem com o trabalho muscular.

Algumas destas doenças são de uma gravidade extrema, (Atro-fia Muscular Espinhal tipo I), outras menos graves, permitindo uma vida quase normal (Distrofia Muscular das Cinturas).

As Doenças Neuromusculares levantam muitas dúvidas de actua-ção aos pais. Tentaremos esclarecer, do ponto de vista da Reabilitação, as mais frequentes.

1. A Reabilitação pode ajudar um doente com Doença Neuromuscular?

Sim. Na área da Medicina Física e de Reabilitação o objectivo é manter o doente neuromuscular independente o maior tempo possível, optimizando sempre a qualidade de vida nas diferentes fases de evolução da doença:

1.ª – incapacidade física mínima ou moderada com marcha in-dependente;

2.ª – dificuldades nas actividades da vida diária e marcha em equino difícil (pé pendente);

3.ª – perda da marcha e aparecimento de outras complicações clínicas.

2. Quando deve o meu filho/a ser observado por um especialista em Medicina Física e de Reabilitação?

Assim que o diagnóstico da doença é feito. A observação inicial é muito importante para se ter a avaliação motora de base da criança, o que nos permitirá monitorizar a evolução da doença podendo organizar no tempo todos os tratamentos que irão ser efectuados, prevenindo ou adiando algumas das complicações inerentes a estas doenças.

3. Em que altura devo começar a fisioterapia com o meu filho/a?

Imediatamente depois de ter sido feita a observação inicial e mesmo que objectivamente não pareçam existir grandes alterações.

4. Que tipo de tratamentos devo e posso fazer em casa?

Numa fase inicial devem ser feitos exercícios de alongamento, principalmente dos membros inferiores durante cerca de 15 a 20 segundos. Os músculos que devem ser mais trabalhados são os da face posterior da perna e da coxa, os flexores da anca. Os doentes devem deitar-se de barriga para baixo e fazer extensão das pernas. Devem deitar-se em superfícies duras e estáveis.

Numa segunda fase da doença devem fazer marcha dentro das possibilidades permitidas pelo cansaço, manter os alongamentos e fazer exercícios diários de grande amplitude, para os membros superiores.

5. Os tratamentos de reabilitação são eficazes?

Os tratamentos não impedem a progressão da doença. Previnem ou adiam as complicações da mesma, nomeadamente as retracções musculares que fazem com que a marcha e a posição de pé sejam cada vez mais difíceis. Estes tratamentos proporcionam maior qualidade de vida.

6. O meu filho/a anda em bicos dos pés. Que devo fazer?

Este tipo de marcha surge quando o jovem tenta compensar a falta de força e as alterações que começam a surgir nos músculos, articulações e partes moles adjacentes. Não se deve corrigir esta marcha. A posição em equino juntamente com o aumento da curvatura na região lombar é que permitem que a marcha ainda seja possível e que mantenha alguma independência. Devem ser intensificados os exercícios de alongamento, aumentado o período na posição de pé e utilizar talas diariamente. O fisioterapeuta deve treinar marcha com auxilio de ortóteses adequadas à fase da doença.

7. Que tipo de talas ou aparelhos vai o meu filho/a usar? Quanto tempo?

Antes da criança ter retracções deve começar a usar talas para manter os pés e as tibiotársicas (tornozelos) correctamente posicionados, ou seja com um ângulo de 90°. Deve começar a usar apenas durante a noite, mas se se notar que após os alongamentos começa a surgir diminuição da dorsiflexão do pé (flexão do pé para cima), também deve colocá-las durante alguns períodos do dia. Quando a marcha já está alterada e começa a ser difícil podem usar talas mais completas denominadas ortóteses cruro podálicas que são talas com peça de coxa, peça na parte da frente do joelho, peça de perna e pé. Estas talas mais complexas por vezes só conseguem ser utilizadas nos períodos de tratamento com o auxílio do fisioterapeuta. Geram alguma fadiga no doente. Se estiver na fase de perda de marcha devem ser utilizadas talas posteriores devidamente adaptadas aos apoios

MANUAL SOBRE DOENÇAS NEUROMUSCULARES EM IDADE PEDIÁTRICA

na cadeira de rodas, com a finalidade de posicionar os pés e prevenir deformações. Estas talas também devem ser usadas durante a noite. As talas e os "aparelhos" devem ser usados até que as dores, as contracturas e as deformidades o permitam.

8. Mesmo com tratamentos o meu filho/a vai perder a marcha?

Consoante o tipo de doença neuromuscular, a marcha é perdida em diferentes idades, existindo no entanto algumas patologias em que a marcha pouco ou nada é alterada. Nas crianças com Duchenne e mais tardiamente Becker, a perda da marcha é inevitável mesmo com tratamento precoce.

9. Posso atrasar a perda da marcha?

Os tratamentos de reabilitação atrasam esta fase evitando deformidades e potenciando a capacidade respiratória dos doentes. Ao manter as articulações, músculos e tecidos moles sem retracções e com flexibilidade, consegue-se diminuir a fadiga destes doentes permitindo uma maior independência durante mais tempo.

10. Quando é que é necessária a cadeira de rodas?

Antes da perda definitiva da marcha, porque serve como prevenção para quedas e auxilia na deslocação para grandes distâncias.

11. Que tipo de cadeira se deve utilizar?

Existem vários tipos de cadeiras no mercado. Esta avaliação deve ser feita em conjunto com a equipa e o jovem doente. Além dos requisitos técnicos é importante ter em conta a fase de crescimento em que a criança se encontra para adaptar a cadeira às suas capacidades, necessidades e gostos, de forma a que seja mais facilmente aceite.

12. A coluna vai piorar? Como?

Quando a criança anda em bicos dos pés a coluna já sofre uma adaptação aumentando a curvatura lombar para dar maior equilíbrio na marcha. Quando esta é perdida surge uma escoliose causada essencialmente pela fraqueza dos músculos que sustentam a coluna. A bacia também pode sofrer alterações e ficar assimétrica, podendo piorar a curvatura da coluna.

13. O meu filho/a vai ter dores? Que posso fazer?

Nas fases iniciais as dores são raras. Numa fase mais avançada podem aparecer associadas a más posturas e a deformidades, principalmente da coluna vertebral. Se forem muito intensas, além da medicação devidamente prescrita pelo médico, podem associar-se algumas formas de calor para promover relaxamento muscular, massagem e posicionamentos adequados, que serão ensinados pelos profissionais. Os tratamentos na piscina também ajudam a combater as dores.

14. O meu filho/a vai ter de usar coletes? Que tipo?

Com a perda da marcha, o aumento da fraqueza muscular e a passagem à cadeira de rodas, a coluna vertebral, aumenta a sua deformidade, traduzida geralmente numa escoliose frequentemente progressiva. Isto tem implicações não só em termos ósseos, como respiratórios, sendo estas últimas as mais graves. Para tentar minimizar a progressão desta escoliose existem "coletes" (ortóteses de tronco), que tentam diminuir as forças que promovem o aumento da angulação na coluna; estes "coletes" fazem tracção longitudinal para promover uma postura mais correcta, aliviar a pressão e facilitar toda a dinâmica respiratória. As ortóteses de tronco mais utilizadas são feitas por moldes individuais e prescritas pelo fisiatra após observação cuidadosa do doente e tendo em atenção a fase da doença em que o jovem se encontra, nomeadamente o compromisso da função respiratória. Em fases mais avançadas da doença estas ortóteses não se conseguem colocar e utilizam-se os assentos moldados para obter a

28 MANUAL SOBRE DOENÇAS NEUROMUSCULARES EM IDADE PEDIÁTRICA

postura mais adequada com o melhor conforto possível. Estes assentos são adaptados à cadeira de rodas e a outros locais onde o jovem se senta.

15. Posso ir à piscina com o meu filho/a?

Os doentes neuromusculares sentem-se bem dentro da piscina, pois, como é anulado o efeito da gravidade, sentem-se mais leves e mobilizam-se mais facilmente. O tipo de cuidados a ter no meio aquático depende da fase da doença. Numa fase inicial é óptimo e podem fazer-se alongamentos mesmo dentro de água. Numa fase intermédia em que surgem alterações compensatórias como a marcha em equino e o aumento da curvatura lombar, estar dentro de água é gratificante, mas nesta fase já deve existir o acompanhamento de um Fisioterapeuta especializado em hidroterapia. A marcha dentro de água está indicada em piscinas que tenham barras para apoio e os alongamentos musculares são mais fáceis porque, como a água deverá estar a uma temperatura de cerca de 34°, promove um prévio aquecimento das estruturas que irão ser estiradas, resultando numa maior eficácia do tratamento. Nesta altura é essencial a vigilância médica da parte respiratória que poderá condicionar o nível de imersão possível. Na fase da cadeira de rodas a piscina continua a ser possível com fisioterapeuta e com a utilização de flutuadores totais. Aqui a criança é trabalhada quase totalmente de forma passiva e, quando existe dor, o relaxamento provocado pela água e pela flutuação são benéficos. Em todas as fases podem realizar-se exercícios respiratórios que deverão ser ensinados aos pais.

Numa fase inicial é possível realizar exercícios em apneia, como por exemplo apanhar um objecto no fundo da piscina. Estes exercícios ajudam a aumentar a capacidade inspiratória e a expansão do tórax. Devem ser feitos sempre sob vigilância.

16. O meu filho/a vai ter dificuldades respiratórias?

Sim. As doenças neuromusculares que afectam os músculos respiratórios dificultam a respiração do doente. A fase em que tal acontece e a sua progressão varia consoante a doença e o doente. Como os músculos respiratórios também perdem a força, progressivamente deixam de ter capacidade para mover a caixa torácica e para promover inspirações / expirações eficazes. As secreções não conseguem ser expelidas porque o mecanismo da tosse também é insuficiente e começam a acumular-se, promovendo o aparecimento de complicações respiratórias que podem implicar internamento hospitalar.

17. Posso fazer exercícios respiratórios em casa? Quais e quantas vezes?

Os pais e cuidadores podem e devem fazer exercícios respiratórios em casa. Devem ser diários e pelo menos 3 a 4 vezes ao dia. Geralmente, desde o início são ensinados exercícios que promovam expirações prolongadas o mais possível e inspirações profundas para tentar manter os volumes ventilatórios. Vários exercícios de mobilização articular dos membros superiores também devem ser executados e sempre com grandes amplitudes. À medida que a doença progride será necessário aumentar os exercícios e aprender a provocar a tosse para auxiliar na expulsão das secreções.

18. Como posso ajudar o meu filho/a a tossir de forma eficaz?

Existem técnicas manuais e mecânicas para ajudar no mecanismo da tosse. Serão ensinados aos pais métodos de aumentar a pressão abdominal na altura da expiração, mecanismos de pressão sobre a glote e em fases mais avançadas a eventual utilização de um aparelho chamado "Cough Assist". Este ensino é feito inicialmente em meio hospitalar e depois de definidos pelo médico os parâmetros personalizados de cada doente, poderá ser feito em casa pelos pais.

19. Posso aspirar as secreções do meu filho/a em casa, na rua?

A aprendizagem da aspiração de secreções é fácil. Será fornecido aos pais um aparelho para o efeito e após o ensino é possível executar esta técnica sempre que necessária.

20. É preciso adaptar o ambiente em casa e na escola?

Quando um doente passa a necessitar de aparelhos para se equilibrar, para adoptar a posição de pé, para fazer marcha e finalmente começa a utilizar uma cadeira de rodas, geralmente, a casa e a escola necessitam de adaptações. É necessário aumentar o espaço de circulação e remover os obstáculos. Se a casa tem acessos difíceis é preciso avaliar se serão necessárias rampas ou aparelhos que subam escadas. Há que adequar mesas e cadeiras em altura e com apoios. A casa de banho também tem de ser modificada; a colocação de barras para apoio e alteadores de sanita são dos primeiros passos a dar e chega uma altura em que terão de se adaptar cadeiras de banho reclinadas para o doente se deitar para a sua higiene. Na escola terão de ser colocados aparelhos para promover a posição de pé, na maior parte das vezes com tabuleiros acoplados para que a criança possa participar nas actividades desenvolvidas pelos colegas. As cadeiras de rodas também precisam de espaço na sala de aulas e terão de ter acesso aos diferentes espaços da escola como por exemplo recreio e refeitório.

21. Como é que a terapia ocupacional pode ajudar?

Os terapeutas ocupacionais são essenciais na adaptação do ambiente em casa e na escola. São também eles quem executa os exercícios que prolongam no tempo as actividades da vida diária, como a alimentação, a higiene e o vestir/despir. Muitas das talas para posicionamento dos membros são confeccionadas por estes técnicos, assim como o treino da utilização das ajudas técnicas para os membros superiores.

22. Existe auxílio institucional para as ajudas técnicas?

Os hospitais e os centros de saúde têm verbas devidamente regulamentadas para fornecimento de ajudas técnicas para estes doentes. Na consulta de Medicina Física e de Reabilitação é feita a avaliação das necessidades do doente e após prescrição do médico fisiatra, a instituição fornece o que é solicitado dentro dos critérios clínicos previamente definidos. Nos hospitais onde isto não é possível, as ajudas técnicas podem ser fornecidas através do Centro Regional de Segurança Social pós contacto com médico de Medicina Geral e Familiar.

CAPÍTULO V
O CORAÇÃO NAS DOENÇAS NEUROMUSCULARES

Sílvia Alvares
Cardiologista Pediátrica, Directora do Serviço de Cardiologia
Pediátrica do Hospital Maria Pia – Centro Hospitalar do Porto

1. Como é afectado o coração nas doenças neuromusculares?

Sendo o coração um músculo este também é afectado nas doenças neuromusculares. O coração é um órgão com quatro cavidades (duas aurículas e dois ventrículos) separados por septos, que bombeia o sangue pela contracção da camada muscular dos ventrículos. O sangue chega à aurícula direita (AD), passa para o ventrículo direito (VD) e daí vai oxigenar-se aos pulmões através da artéria pulmonar (AP). Depois de oxigenado o sangue volta ao coração, à aurícula esquerda (AE), passa para o ventrículo esquerdo (VE) e é bombeado pelo ventrículo esquerdo pela a artéria aorta (AO) para todo o corpo (figura 1).

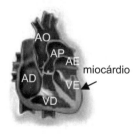

Figura 1

2. Que tipos de problemas podem surgir a nível do coração?

A grande maioria dos doentes com distrofia neuromuscular (nomeadamente a distrofia de Duchenne e de Becker) desenvolve *miocardiopatia*. A camada muscular do coração (o miocárdio) deteriora-se do mesmo modo que os músculos esqueléticos, sobretudo a nível do ventrículo esquerdo, que fica dilatado e tem menos capacidade de bombear o sangue. A miocardiopatia surge, na doença de Duchenne habitualmente a partir dos dez anos e pode ter vários graus de severidade.

Noutras doenças neuromusculares são mais frequentes as arritmias e alterações da condução. As contracções do coração ou "batimentos" são regulados por estímulos "eléctricos" que seguem determinadas vias de condução no coração. No coração normal o estímulo vem de um determinado ponto da aurícula direita e caminha para os ventrículos. Nalgumas doenças estas vias estão afectadas, podendo causar alterações da condução, isto é, os estímulos eléctricos não seguem o percurso habitual; ou então podem surgir arritmias, isto é os batimentos do coração podem ser demasiado rápidos, demasiado lentos ou irregulares.

3. Quais os sintomas que poderão indicar doença cardíaca?

Na maioria dos doentes as manifestações cardíacas são escassas devido a falta de mobilidade do doente; as mais comuns são a tosse, sobretudo nocturna, a falta de ar, palpitações, dor torácica ou sensação de um batimento cardíaco rápido

4. Como é feita a avaliação cardíaca?

É recomendado que a criança seja vigiada por um cardiologista pediátrico de dois em dois anos até aos dez anos e anualmente a partir desta idade ou mais frequentemente se surgirem alterações cardíacas.

Para além do exame clínico do doente, deve ser feito o electrocardiograma e o ecocardiograma. Pode ser necessário realizar outros exames como o Holter (registo do electrocardiograma nas 24 horas) ou, se é proposta algum tipo de cirurgia, a ressonância cardíaca, para melhor avaliar a anatomia e a função do miocárdio.

5. Que tratamentos se fazem para o coração

Para o tratamento da miocardiopatia usam-se os inibidores da enzima de conversão da angiotensina (IECA), os beta – bloqueantes e os diuréticos.

Há alguma evidência de que o tratamento precoce com os inibidores da enzima de conversão da angiotensina (IECA) e os beta – bloqueantes tem um efeito protector do miocárdio na distrofia de Duchenne e de Becker.

Relativamente às alterações do ritmo e da condução pode ser necessário a implantação de um pace-maker (um dispositivo que mantém os batimentos cardíacos apropriados) ou de um cardiodesfibrilador implantável (CDI), o qual converte um episódio de ritmo cardíaco acelerado num ritmo normal.

CAPÍTULO VI

PROBLEMAS RESPIRATÓRIOS NA CRIANÇA COM DOENÇA NEUROMUSCULAR

MARIA HELENA ESTÊVÃO
Pediatra, responsável pelo Laboratório de Sono e Ventilação,
Unidade de Pneumologia, Hospital Pediátrico de Coimbra

As doenças neuromusculares são afecções que se acompanham com frequência de problemas respiratórios. Os problemas começam por se manifestar durante o sono e nesta altura os sinais e sintomas desta perturbação da respiração podem ser muito difíceis de detectar. À medida que a fraqueza muscular se acentua, alguns sintomas podem começar a manifestar-se durante o dia. A sua detecção e tratamento precoces podem retardar a evolução da insuficiência respiratória, melhorar a qualidade de vida e aumentar a sobrevida.

1. A perturbação da respiração ocorre em todos os doentes com doença neuromuscular?

Algumas doenças neuromusculares são mais propícias a ter problemas respiratórios. As situações em que o diafragma, que é um músculo muito importante para a respiração, está afectado são aquelas em que há maior probabilidade de compromisso respiratório durante o sono. Na atrofia espinhal anterior de forma mais grave (tipo 1), o compromisso respiratório pode surgir logo após o nascimento, enquanto que nos rapazes com Distrofia Muscular de Duchenne, a probabilidade de haver um compromisso respiratório vai aumentando com a idade e habitualmente só começam a surgir alguns sinais no início da adolescência.

2. Porque é que os sintomas se começam por manifestar durante o sono?

Em qualquer criança, há determinadas fases do sono em que apenas estão em funcionamento alguns dos músculos respiratórios. A actividade desses músculos é, no entanto, suficiente para manter as trocas gasosas (inspirar oxigénio e eliminar anidrido carbónico) necessárias a um adequado acto respiratório. No entanto, se houver fraqueza muscular durante o sono, as respirações podem não ser suficientemente profundas ou haver um colapso das vias aéreas (ou até uma combinação dos dois mecanismos) e surgirem sintomas.

3. Que sinais me podem fazer suspeitar que a respiração do meu filho está a ser perturbada durante o sono?

Há vários sinais e sintomas que podem levantar a suspeita de que existe perturbação da respiração durante o sono: acordares repetidos, pesadelos, ressonar, transpiração nocturna excessiva, falta de apetite ao pequeno-almoço, aspecto cansado e/ou dores de cabeça matinais, dificuldades de concentração, irritabilidade ou mau-humor, não aumentar ou perder peso.

4. O meu filho tem acordado ultimamente mais vezes durante a noite e pede que o reposicione. De manhã parece cansado e está mal disposto.

O facto de o doente não estar a respirar de forma adequada pode fazer com que o nível de oxigénio transportado no sangue baixe (hipoxémia) e que os vários órgãos estejam a receber uma quantidade insuficiente. Assim, se o oxigénio que chega ao cérebro baixar de vez em quando, o sono torna-se mais superficial e menos repousante – o doente acorda mais vezes durante a noite e de manhã está mais cansado. Quando dorme mal, a sua capacidade de concentração no dia seguinte é menor, pode estar um pouco sonolento e ter menor capacidade de aprendizagem. Quando as trocas gasosas são insuficientes, para além da hipoxémia, vai haver acumulação do

CO2 (hipercápnia) por falta de força muscular para a sua eliminação, o que contribui para que possam surgir dores de cabeça pela manhã e falta de apetite para o pequeno-almoço. A justificação para os acordares nocturnos pode ser confundida, isto é, pode-se pensar que é por necessidade de reposicionamento e ser por um problema respiratório. O aumento do número de acordares nocturnos pode significar que a respiração está a ser perturbada.

5. Quais são os riscos de perturbação respiratória do sono?

O facto de se estar durante grande parte da noite com dificuldade nas trocas gasosas e assim haver um défice de oxigenação constitui uma sobrecarga para o coração – o coração tem que bater mais vezes para levar a mesma quantidade de oxigénio às várias zonas do organismo. Como resultado deste esforço acrescido começa a surgir aumento da pressão do sangue nos pulmões (hipertensão pulmonar). O esforço respiratório representa um consumo de energia importante. A energia da criança é desviada para a respiração deixando de ser repartida pelas várias funções do organismo. As crianças pequenas podem sofrer uma falta de progressão no peso e, por vezes, ficar mesmo desnutridas. Os acordares nocturnos múltiplos e a consequente falta de sono repousante podem ter repercussão no humor bem como na capacidade de concentração do dia seguinte e assim, se mantidos de uma forma prolongada, pode surgir diminuição do desempenho escolar ou atraso do desenvolvimento.

6. Quando se constipa, o meu filho tem dificuldade em melhorar. Porquê?

Quando nos constipamos um dos nossos mecanismos de defesa é a tosse. Para nos libertarmos das secreções precisamos de tossir com força para que as secreções respiratórias sejam eliminadas. Para tal, é necessária força dos músculos respiratórios que, dependendo das doenças neuromusculares, pode ser muito pobre de início ou ir diminuindo progressivamente. O risco do mecanismo da tosse ser fraco é a retenção de secreções nos pulmões e vias aéreas e conse-

MANUAL SOBRE DOENÇAS NEUROMUSCULARES EM IDADE PEDIÁTRICA

quentemente surgirem infecções pulmonares (pneumonias) ou entupimento de alguma das vias aéreas e da zona pulmonar correspondente (atelectasia). Estas situações podem ser de difícil tratamento e repetirem-se com frequência.

7. O estado de nutrição do meu filho pode influenciar a sua respiração?

O acto da respiração representa um consumo de energia significativo, pelo que é importante que a criança tenha reservas adequadas para mecanismos de defesa, nomeadamente da tosse. O facto de a criança estar desnutrida representa, de uma forma geral, um risco acrescido para a ocorrência de infecções respiratórias. Por outro lado, o excesso de peso pode também agravar a perturbação da respiração durante o sono pelo favorecimento da obstrução das vias aéreas (pela acumulação de gordura nas vias aéreas) ou dificultar a respiração pelo maior trabalho na mobilização da parede torácica (ex.: alguns casos de Distrofia Muscular de Duchenne, na adolescência).

8. O facto de o meu filho ter escoliose influencia a sua respiração?

Sim. Quando existe escoliose, a coluna e as costelas ficam distorcidas. Os músculos respiratórios são deslocados da sua posição normal e necessitam de desenvolver muito mais esforço para cada ciclo respiratório e a fadiga instala-se de forma mais rápida. Por outro lado, os pulmões ficam "espremidos" nalgumas zonas, a ventilação não se faz de forma adequada, as secreções têm mais dificuldade em ser drenadas e as infecções respiratórias instalam-se com maior frequência e rapidez.

9. Que exames podem ser efectuados para detectar se existe algum problema respiratório no meu filho?

O início dos problemas respiratórios na doença neuromuscular pode passar despercebido pelo que o seu rastreio deve iniciar-se precocemente. Atendendo a que a repercussão na respiração varia de doença para doença, deve confiar no seu médico quanto à melhor altura para iniciar os exames e quanto à periodicidade na sua execução. Na grande maioria das vezes, os sintomas começam durante o sono, pelo que os exames devem ser efectuados neste período do dia. Há vários graus de complexidade de exames de sono que podem ser feitos, que vão desde um registo nocturno de *oximetria* até um *estudo poligráfico do sono*. A *oximetria* é um exame simples que consiste na colocação de uma mola num dedo e no registo contínuo, com um pequeno equipamento, dos níveis de oxigenação e da frequência cardíaca durante o sono. O *estudo poligráfico do sono* ou *polisonografia* é um exame muito mais pormenorizado, em que, para além daqueles parâmetros, são registadas, através da aplicação de diversos eléctrodos e bandas, as várias fases e qualidade do sono, as características dos movimentos respiratórios e de outros músculos e ainda outros parâmetros. Estes exames podem ser complementados com *capnografia* (medição do CO2). O *estudo da função respiratória*, que permite medir a capacidade dos pulmões e a força muscular respiratória, deve também ser efectuado de forma regular a partir do momento em que haja colaboração da criança. A vigilância do aparecimento de hipertensão pulmonar ou da função cardíaca pode ser efectuada através da realização de *ecocardiografia*.

10. Que medidas posso tomar para prevenir as infecções respiratórias?

Na prevenção das infecções respiratórias são importantes: reabilitação respiratória e uma higiene brônquica adequada, a conservação de um bom estado de nutrição e vacinação. Os exercícios respiratórios efectuados de forma regular mantêm alguma mobilidade da caixa torácica e se não houver acumulação de secreções, há mais dificuldade na instalação de infecções respiratórias. Estas surgem com muito mais facilidade se o doente estiver emagrecido, não só porque as defesas imunitárias estão diminuídas, como porque a força necessária para o acto da tosse (para eliminar as secreções) está ainda mais enfraquecida. Umas das bactérias que pode provocar infecção é o pneumococo, pelo que estes doentes devem fazer a sua prevenção com a vacinação antipneumocócica regular. Do mesmo modo, devem anualmente fazer a vacinação antigripal. Nos doentes neuromusculares, o início das infecções respiratórias pode passar despercebido – como a sua força muscular está diminuída, a dificuldade respiratória não se torna evidente e a tosse é muito fraca. É necessário estar atento e logo que surge tosse com noção de acumulação de secreções devem intensificar-se as medidas de higiene brônquica e em caso de persistência recorrer ao médico.

11. Que tratamentos podem ser efectuados para apoiar a respiração?

Para além dos exercícios respiratórios, muito importantes para manter a mobilidade da caixa torácica, há outro tipo de tratamentos que podem ser efectuados para manter a higiene ou fazer a desobstrução brônquica e ainda para facilitar a ventilação do doente.

12. Como se pode fazer a higiene brônquica?

O diagnóstico de doença neuromuscular implica a orientação da reabilitação respiratória por um terapeuta de uma forma precoce. É importante que seja efectuado o ensino ao doente e aos seus cuidadores sobre o tipo de exercícios respiratórios que deve fazer regularmente para manutenção da mobilidade torácica e não deixar que as secreções se acumulem. No caso destas medidas terem sido insuficientes, as secreções podem ser aspiradas com um aparelho, através da boca ou das fossas nasais, por um tubo fininho. Há métodos de assistência mecânica da tosse, como a que é prestada por um equipamento que é conhecido como "Cough-assist". Esta técnica consiste na aplicação de pressão, através de uma máscara, nas vias aéreas do doente e depois feita como que uma sucção das secreções. Estes procedimentos são inicialmente efectuados por um terapeuta a nível hospitalar mas, em certos casos em que haja indicação da sua continuação, pode ser feito o ensino aos cuidadores e posteriormente serem efectuados no domicílio.

13. Como é que podemos ajudar o doente neuromuscular a respirar?

Normalmente, os músculos respiratórios trabalham de dia e de noite de uma forma contínua, sem se cansarem. Quando há um problema neuromuscular, os músculos despendem mais energia e fatigam-se. Para diminuir esta fadiga pode ser dado um apoio à respiração através de um ventilador. Este apoio dado durante a noite é, muitas vezes, suficiente para criar uma reserva de energia para o dia seguinte. A energia necessária para fazer com que os pulmões se expandam e aspirem o ar (inspiração) deixa de ser necessária, porque o ar é introduzido (como que empurrado) nos pulmões pelo ventilador. Deste modo, é possível uma expansão maior dos pulmões e caixa torácica do que aquela que é conseguida com a inspiração do próprio doente, permitindo assim que os pulmões fiquem melhor ventilados e as trocas gasosas se façam de forma mais adequada. Esta expansão é muito mais eficaz do que a administração de oxigénio que, efectuada de uma forma isolada, pode ser mesmo prejudicial para o doente porque dificulta a eliminação do anidrido carbónico acumulado.

14. Em que é que consiste o apoio ventilatório?

O apoio ventilatório consiste em facilitar a respiração com a ajuda de um ventilador que é aplicado ao doente através de um tubo com uma máscara ajustada à face do doente. Na grande maioria dos doentes, o tratamento começa por ser efectuado apenas durante o sono (que é quando os músculos evidenciam maior fraqueza) e só à medida que a fraqueza neuromuscular vai avançando é que é necessário aumentar os períodos de ventilação durante o dia. Quando o médico considerar que o seu filho necessita de ajuda para a respiração, pode ser necessário interná-lo durante 2-3 dias para decidir qual o melhor ventilador, qual a melhor máscara e quais os parâmetros que é necessário colocar na máquina. A partir do momento em que a ventilação é cumprida de uma forma regular, é habitual assistir a uma melhoria do estado geral, com diminuição do número de infecções respiratórias, do estado de humor e até do aproveitamento escolar.

15. Vale a pena "ter o trabalho" de aplicar um ventilador todas as noites?

SIM!!! Há muitos tipos de doenças neuromusculares e os problemas respiratórios são raros nalgumas delas. Pergunte ao médico do seu filho qual o momento e a probabilidade de vir a ter problemas respiratórios na doença neuromuscular que ele tem. As medidas preventivas devem ser precocemente instituídas, logo que o seu médico as indicar. Com ajuda dos pais, as crianças habituam-se rapidamente a fazer a ventilação e o seu dia-a-dia sairá melhorado. Do mesmo modo, a diminuição dos episódios de doença da criança só pode trazer benefícios para si e para toda a família.

CAPÍTULO VII
ASPECTOS PSICOLÓGICOS
NA DOENÇA NEUROMUSCULAR

MARIA ALICE LOPES, MARGARIDA BRANCO, SOFIA LOUREIRO
Unidade de Psiquiatria de Ligação e Psicologia da Saúde, Serviço de Psiquiatria
e Saúde Mental, Hospital de Santo António, Centro Hospitalar do Porto

1. O que sente um doente neuromuscular?

Viver com uma doença neuromuscular implica várias alterações emocionais, desde o momento em que se procura o diagnóstico. É comum que ao longo da sua existência, os doentes sintam tristeza, raiva, angústia, frustração e culpa.

2. O que acontece quando é dado um diagnóstico de doença neuromuscular (DNM)?

Perante o diagnóstico de DNM, o doente pode ter múltiplas reacções que variam ao longo do tempo.

O diagnóstico produz sentimentos de perplexidade, ansiedade e medo, impossibilitando por vezes a compreensão da informação recebida.

O doente pode desenvolver várias estratégias face á DNM e às emoções que está a viver, tais como: isolamento e agressividade ou procura de apoio social; tentativa de mudança da situação actual ou adopção de uma atitude passiva.

Uma DNM obriga a repensar o modo de vida, e por isso surgem dificuldades para a tomada de decisões, medo perante os desafios e desconfiança face às possibilidades reais.

O doente apercebe-se da doença e da sua progressão durante o seu dia-a-dia, vivendo-a como um processo de adaptação e perdas constantes.

3. Que questões podem surgir ao longo das várias etapas de vida de um doente neuromuscular?

Quando o doente é uma criança/adolescente colocam-se várias questões relativamente à sua educação escolar. Na fase da puberdade há uma manifestação da necessidade de autonomia, que pode ser complicada devido à dependência física.

Nos jovens surgem muitas dúvidas sobre a profissão, o trabalho, a possibilidade de uma vida independente, as relações afectivas e as decisões relativamente à procriação.

4. As crianças com DNM devem ser tratadas de forma diferente?

Não! A criança com DNM deve ser tratada da mesma forma que as outras crianças. Devemos ajudar e promover o seu desenvolvimento social. Frequentar uma escola é um princípio fundamental; todas as crianças são curiosas e gostam de aprender, e a escola é o local ideal para o desenvolvimento social de qualquer ser humano.

No entanto será importante que tanto professores como funcionários consigam lidar com a doença, não tratando a criança de uma forma diferente.

5. Como explicar a DNM a uma criança?

Deve-se conversar com a criança e explicar que esta tem os músculos mais fracos, tendo assim dificuldade para fazer algumas coisas. Mas não podemos assustar a criança com as explicações dadas. Será também importante falar sobre as coisas positivas (talentos, coisas que faz bem...), elogiar mas sem exagero, tudo isto irá fortalecer a auto-estima da criança.

6. Que sentimentos estão relacionados com as DNM?

O carácter evolutivo da doença pode dar lugar a uma série de sentimentos, tais como:
- Incerteza (sobre a origem da doença e o seu carácter hereditário, a ausência de um diagnóstico claro, a evolução da doença, perspectivas de tratamento e recursos disponíveis).
- Perda de controlo (dependência física de ajudas técnicas, de uma terceira pessoa, dificuldade crescente na realização de actividades físicas e sociais, perda de autonomia, limitação das possibilidades laborais, redução do convívio social).
- Isolamento (alteração da imagem corporal, limitação da mobilidade, problemas de acessibilidade e transporte).

7. Que necessidades podem surgir com os sentimentos em cima referidos?

Tendo em conta todos os problemas e sentimentos que afectam a vida do doente, verificam-se várias necessidades:
- Ampliar a informação sobre a doença, evolução e tipo de tratamento quer socialmente que entre os técnicos de saúde.
- Melhorar a comunicação: não guardar os problemas para si próprio.
- Aumentar a capacidade de decisão e controlo sobre a sua própria vida.
- Maximizar a qualidade de vida.
- Apoio psicológico: pode ser necessário pedir ajuda a um profissional especializado.
- Apoio sócio-emocional: através de ajuda dos familiares, amigos, companheiros e associações especializadas.

8. Qual a importância da família para o doente neuromuscular?

É fundamental organizar um sistema de apoio familiar e extrafamiliar.

MANUAL SOBRE DOENÇAS NEUROMUSCULARES EM IDADE PEDIÁTRICA

A adaptação a uma doença crónica implica sempre um desgaste familiar. A dinâmica da doença pode conduzir ao desenvolvimento de problemas psíquicos e sociais, bem como problemas conjugais ou que se estendem a toda a família.

9. Como pode uma doença neuromuscular afectar uma relação conjugal?

É difícil aos pais de uma criança com DNM manter o equilíbrio emocional, a satisfação e a comunicação entre si. São vários os factores que podem afectar uma relação conjugal:

- Diferentes aceitações do diagnóstico e das fases da doença.
- Ausência da relação triangular, pai, mãe e filho.
- A centralização inicial da responsabilidade pelo filho num dos pais (frequentemente é a mãe que se ocupa dessa responsabilidade).
- Renúncia da vida profissional por parte da mãe (na grande maioria dos casos).
- O sentimento de culpa por se tratar de uma doença genética.
- A conversão de um dos pais em terapeuta em detrimento da sua função de pai e da sua vida de casal.

Uma relação familiar forte é fundamental para que se consiga ajudar o doente, esta é a fonte de apoio emocional que actua contra a tensão nervosa que experimentam cada um dos seus membros.

10. Que problemas familiares podem surgir na fase de adaptação à doença?

Na fase de adaptação à doença podem surgir diversos problemas, tais como:

- Relacionais (diminuição da comunicação, ciúmes entre familiares, isolamento social, sobreprotecção, distanciamento afectivo, relação complexa com a rede de assistência).
- Psicológicos (culpabilidade, medo, inquietude, mal-estar pessoal).

- Físicos (sobrecarga física).
- Económicos (diminuição do orçamento familiar).

11. Quem se deve responsabilizar pelos cuidados com o doente neuromuscular e que necessidades deve ter em conta?

O cuidador é alguém que se encarrega de ajudar a cobrir as necessidades básicas e psicossociais do doente, bem como supervisionar as suas actividades do dia-a-dia.

Normalmente é um familiar próximo, como o pai, mão, irmão/ã ou cônjuge.

Em geral, o cuidador ajuda em três grandes grupos de necessidades, tais como:

- Apoio, complementação e substituição em actividades básicas da vida diária: vestir, higiene, alimentação, estimulação.
- Funções assistenciais: controlo e administração da medicação, seguimento, controlo e observação de sinais e sintomas de risco, mobilização e realização de exercícios motores específicos.
- Contacto físico, relação afectiva, apoio emocional e mediação relacional com os outros.

A tarefa do cuidador pode ser duradoura e implicar uma reorganização da vida familiar, profissional e social.

É sempre uma tarefa que implica uma grande sobrecarga emocional e física.

12. Que cuidados se deve ter com a pessoa que cuida do doente?

É fundamental que se preste atenção à pessoa que cuida do doente, a tarefa de cuidar pode levar a uma situação de sobrecarga, implicando uma grande variedade de problemas físicos (cefaleias e lombalgias), psíquicos (insónia, ansiedade, depressão), e sócio-familiares (isolamento social, alterações da convivência familiar, desemprego).

Todos os cuidadores devem dedicar algum tempo para si próprios, sem se sentirem culpados por isso, cuidando assim da sua saúde e do seu bem-estar. O cuidador deve também pode ter que ser objecto de cuidados.

13. Que recursos psicológicos existem para doentes com DNM?

Não é fácil percorrer sozinho o caminho que se inicia no momento do diagnóstico de uma DNM, devendo-se ter em conta a hipótese de se recorrer a ajuda profissional.

O psicólogo/psiquiatra identifica os problemas que surgem e tenta atenuá-los através de recursos específicos e multivariados: apoio psicológico, psicoterapia, ajuda psicopedagógica, tratamento, ajuda social...

14. Tratamento individual *vs* grupo, qual o mais eficaz?

Ambos são bastante eficazes e ajudam o doente em várias vertentes. Com o apoio psicológico individual e familiar ajuda-se a potenciar a capacidade de adaptação através da tomada de consciência das suas ideias, pensamentos e emoções sobre o problema (conflitos pessoais, sentimentos de culpa, incapacidade, depressão, ideias irracionais, conflitos conjugais, negação da realidade). A pessoa sente-se escutada e aceita o seu mal-estar sem que haja qualquer tipo de juízo crítico sobre o que é expressado.

Por outro lado, o trabalho em grupo é uma grande oportunidade para que o doente se sinta ouvido e partilhe com outros os seus sentimentos, necessidades e emoções. O grupo consegue aliviar o sentimento de inquietude e de solidão, comuns aquando o diagnóstico de uma DNM. Procura-se assim que o doente consiga projectar de maneira positiva e activa o seu futuro, de forma diferente do presente que estão a viver.

ANEXO I

LEGISLAÇÃO ÚTIL

Síntese dos Direitos

Saúde	Legislação a Consultar
Isenção de Taxas Moderadoras	Portaria n.º 349/96, de 8 de Agosto
	Portaria n.º 34/2009, de 15 de Janeiro
Transporte para Tratamentos / Consultas	Circular Normativa 1/2010, de 5 de Março, ARSN
Direito de Acompanhamento Familiar à Pessoa com Deficiência Hospitalizada	Lei n.º 106/2009. D.R. n.º 178, Série I, de 14 de Setembro
Certificado de Incapacidade Multiusos	Decreto-Lei n.º 291/2009, de 22 de Outubro
	Despacho (extracto) n.º 26432/2009, de 4 de Dezembro

Fiscalidade	Legislação a Consultar
Imposto sobre Rendimento das Pessoas Singulares	Decreto-Lei n.º 43/76, de 20 de Janeiro
	Decreto-Lei n.º 442-A/88, de 30 de Novembro
	Decreto-Lei n.º 215/89, de 1 de Julho
	Decreto-Lei n.º 314/90, de 13 de Outubro
	Decreto-Lei n.º 187/92, de 25 de Agosto
	Decreto-Lei n.º 198/2001, de 3 de Julho
	Decreto-Lei n.º 108/2008, de 26 de Junho
Crédito à habitação e Seguros	Decreto-Lei n.º 34/2007, de 15 de Fevereiro
	Decreto-Lei n.º 72/2008, de 16 de Abril
Arrendamento	Lei nº 6/2006, de 27 de Fevereiro
	Decreto-Lei n.º 158/2006, de 8 de Agosto
	Decreto-Lei n.º 43/2010, de 30 Abril
	Portaria n.º 277-A/2010, de 21 Maio
Aquisição de Automóvel e Isenção do Imposto Único de Circulação	Lei n.º 22-A/2007, de 29 de Junho
Cartão de Estacionamento	Decreto-Lei n.º 307/2003, de 10 de Dezembro

Apoios	Legislação a Consultar
Bonificação do Abono de Família para Crianças e Jovens Portadoras de Deficiência	Decreto-Lei n.º 250/2001, de 21 de Setembro
	Portaria n.º 33/2002, de 9 de Janeiro
Subsídio por Assistência de Terceira Pessoa	Decreto-Lei n.º 133-C/97, de 30 de Maio
	Lei n.º 4/2007, de 16 de Janeiro
Subsídio para Assistência a Filho e Subsídio para Assistência a Filho com Deficiência ou Doença Crónica	Lei n.º 7/2009, de 12 de Fevereiro
	Decreto-Lei n.º 91/2009, de 9 de Abril
	Decreto-Lei n.º 70/2010, de 16 de Junho de 2010
Subsídio Mensal Vitalício	Decreto-Lei n.º 133-C/97, de 30 de Maio
	Lei n.º 7/2009, de 12 de Fevereiro

Síntese dos Direitos

Pensão por Invalidez Relativa e Invalidez Absoluta	Decreto-Lei n.º 187/2007, de 10 de Maio
Regime especial de protecção na invalidez (ELA)	Lei n.º 90/2009, de 31 de Agosto
Complemento por Dependência	Decreto-Lei n.º 265/99, de 14 de Julho
	Decreto-Lei n.º 309-A/2000, de 30 de Novembro
Ajudas Técnicas /Produtos de Apoio	Lei n.º 38/2004, de 18 de Agosto
	Despacho n.º 26026/2006, de 22 de Dezembro
	Decreto-Lei n.º 93/2009, de 16 de Abril
	Despacho n.º 2027/2010, de Janeiro

Educação	Legislação a Consultar
Educação Especial	Decreto-Lei nº 3/2008, de 7 de Janeiro
	Despacho n.º 3064/2008, de 7 de Fevereiro
	Declaração de Rectificação n.º 10/2008, de 7 de Março
	Lei n.º 21/2008, de 12 de Maio
Subsídio por frequência de estabelecimento de Educação Especial	Portaria n.º1315/2009, de 21 de Outubro
	Portarias n.º 1324/2009 e n.º 1325/2009
	Portaria n.º 1388/2009

Emprego/Formação Profissional	Legislação a Consultar
Quotas de emprego	Decreto-Lei n.º 29/2001, de 3 de Fevereiro
Código do Trabalho	Lei n.º 7/2009, de 12 de Fevereiro
Apoio técnico e financeiro para o desenvolvimento das políticas de emprego e de apoio à qualificação	Decreto-Lei n.º 290/2009, de 12 de Outubro

Outros Direitos	Legislação a Consultar
Direito de acesso das pessoas com deficiência acompanhadas de cães de assistência a locais, transportes e estabelecimentos de acesso público	Decreto-Lei n.º 74/2007, de 27 de Março
Prioridade no atendimento	Decreto-Lei n.º 135/99, de 22 de Abril